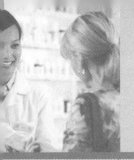

用药咨询标准化手册丛书

总主编 封国生 于鲁明

消化系统疾病用药咨询标准化手册

北京市医院管理

主　审　袁锁中　吴咏冬

主　编　沈　素

副主编　欧晓娟　王丽丽

编　者（按姓氏笔画排序）

卫红涛　王丽丽　王维娜　李丹丹

吴汀溪　沈　素　张　超　欧晓娟

罗　晓　夏　雨　程　晟　温爱萍

人民卫生出版社

图书在版编目（CIP）数据

消化系统疾病用药咨询标准化手册/沈素主编. —北京：
人民卫生出版社，2016

（用药咨询标准化手册丛书）

ISBN 978-7-117-22383-6

Ⅰ.①消… Ⅱ.①沈… Ⅲ.①消化系统疾病-用药法-
咨询-手册 Ⅳ.①R570.5-62

中国版本图书馆CIP数据核字（2016）第074318号

人卫社官网 www.pmph.com	出版物查询，在线购书
人卫医学网 www.ipmph.com	医学考试辅导，医学数
	据库服务，医学教育资
	源，大众健康资讯

用药咨询标准化手册丛书

消化系统疾病用药咨询标准化手册

组织编写：北京市医院管理局
主　编：沈　素
出版发行：人民卫生出版社（中继线 010-59780011）
地　址：北京市朝阳区潘家园南里 19 号
邮　编：100021
E－mail：pmph @ pmph.com
购书热线：010-59787592　010-59787584　010-65264830
印　刷：三河市尚艺印装有限公司
经　销：新华书店
开　本：787×1092　1/32　印张：3
字　数：46千字
版　次：2016 年 5 月第 1 版　2017 年 12 月第 1 版第 2 次印刷
标准书号：ISBN 978-7-117-22383-6/R·22384
定　价：10.00 元

打击盗版举报电话：010-59787491　E-mail：WQ @ pmph.com
（凡属印装质量问题请与本社市场营销中心联系退换）

丛书编委会

主 任 委 员　封国生　于鲁明

副主任委员　边宝生　颜　冰　林　阳

编　　　　委（按姓氏笔画排序）

王咏梅　王晓玲　王家伟　方振威　孔繁翠

石秀锦　冯　欣　刘丽宏　刘秀平　刘珊珊

闫素英　孙忠实　孙路路　纪立伟　杨　勇

沈　素　张君莉　张晓乐　张艳华　林晓兰

所　伟　周　洋　胡永芳　战寒秋　袁锁中

聂建明　郭桂明　郭振勇　曹俊岭　黑文明

鄢　丹　甄健存　蔡　郁　魏娟娟

3

序一

　　药学服务是临床服务团队的重要组成部分,用药咨询又是药学服务常规的核心任务之一。随着医改的深入,药师的工作重点正从传统的"以药品保障为中心"向"以药学服务为中心"转变,时代给药师的用药咨询工作提出了更高的要求和更好的发展机遇。

　　用药咨询工作不是孤立的,需要完整的配套体系的建设。首先是政府的引导和学术机构的支持,才能集合行政和专业资源启动和持续发展。北京市医院管理局以管理创新的理念,在2014年率先在国内提出医院用药咨询中心建设工作方案,开启了用药咨询工作规范化管理的新阶段,将记入中国医院药学服务的史册。

　　用药咨询工作需要的技术支撑包括权威数据库,工具书,案头参考书,专家团队及稳定的工作平台等部分。本书内容选自北京市属22家医院临床用药咨询的实际案例,经过对咨询问题的梳理和定向文献检索及评估后,给出标准化的有根有据的答案。咨询问题涵盖各科临床用药,内容丰富,解答简明,形式新颖,方便实用,可作为药师咨询的标配案头参考书。此外读者不仅知道了用药咨询的答案,也学习到处理类似用药咨询的路径和方法。

医药科学进步和人类健康需求是永恒的,用药咨询要与之保持同步发展,希望本书能持续进步,成为用药咨询的经典之作。

感谢北京市医院管理局和编写团队对我国药学服务的贡献。

李大魁

2016年1月

序二

随着我国医药卫生事业的发展,医院药师除了完成基本的药品供应保障任务外,在提升百姓药学服务质量、促进临床合理用药、保障患者用药安全等方面也发挥了越来越重要的作用。用药咨询工作集中体现了药师的专业服务能力。在2014年,北京市医院管理局提出了市属医院用药咨询中心建设工作方案,明确了中心的工作目标、工作安排、保障措施、实施步骤等。2014年3月,市属医院用药咨询中心建设现场会在北京安贞医院召开,第一批用药咨询中心正式挂牌。之后,全市所有市属医院均建立了用药咨询中心,并通过了市医管局组织的验收,至今已顺利运行2年。

各家市属医院高水平的用药咨询服务,使得临床用药更加合理、患者药品使用更加规范,降低了因药物使用不当造成的安全隐患,节约了患者药品花费,成为医院药学服务的新亮点。在获得社会普遍称赞的同时,咨询药师在一线工作过程也积累了大量咨询服务经验及常用药品的典型咨询问题。为了能够更好地

消化系统疾病用药咨询标准化手册

汇总各家医院经验,形成一整套可以推广的咨询服务标准体系,北京市医院管理局委托首都医科大学附属北京安贞医院组织所有市属医院,针对各自优势学科开展咨询服务标准化的研究,最终形成了本套手册丛书。

本丛书编写人员在编写过程中,归纳了临床用药咨询中常用药品及典型咨询问题,编写人员运用科学方法开展文献调研,并结合自身工作经验总结了标准解答,再加上资深临床医学与药学专家充分审阅与把关,力争能够形成一套可以指导一线咨询药师从事用药咨询工作的操作手册,从而提升药学服务能力。

全套丛书按照常见系统疾病分成若干分册,每册以典型咨询问题为主线,涵盖了该病种常用的药品使用中易出现的问题,总结了所列问题的标准解答和参考资料,旨在指导一线工作的咨询药师、临床药师及调剂药师,使其能够具备基本的解答能力与技巧。

由于编者水平有限及时间仓促,难免有所遗漏甚至错误,望各位读者朋友能够多多反馈指正,并提出宝贵意见。

丛书编委会

2016年1月

前言

随着我国经济的发展,公众对于高水平的用药咨询指导,特别是对消化系统常见病、多发病的指导有了更高的要求。消化系统疾病是发生在口腔、唾液腺、食管、胃、肠、肝、胆、胰腺、腹膜及网膜等脏器的疾病,临床表现除消化系统本身的症状及体征外,也常伴有其他系统或全身性症状。随着消化性溃疡、胃食管反流病、腹泻、便秘等疾病诊疗技术的进步,治疗新药的涌现,患者对消化系统药物的咨询问题也日益增多。为了能够更好地提供专业、标准的针对消化系统疾病用药的咨询服务指导,满足咨询药师的实际需要,促使我们编写此书。

本书为《用药咨询标准化手册丛书》分册之一,按照丛书编写的总体思路与要求,在本书编写过程中,我们首先归纳整理了近几年来在实际用药咨询服务工作中经常出现的各类消化系统疾病用药问题,力求每一个咨询问题能够解决某一方面的知识要点；之后，按照酸相关性疾病、腹泻、便秘、消化不良等不同的疾病问题类型分别进行了梳理；最后，结合国内外最新指南、专家共识、相关文献以及各类治疗消化系统疾病的药物说明书，逐一对每一问题进行标准化的解答并编辑成册。

本书编者均来自首都医科大学附属北京友谊医院，在消化系统疾病特别是酸相关性疾病、腹泻、便秘以及消化不良的用药咨询与指导方面有许多创新性工作及较为丰富的经验。在编写过程中，本书紧密围绕用药咨询常见问题，以案例的形式体现涉及的知识点、知识链接、问题解答及资料来源，希望能够在一定程度上规范消化系统药物用药咨询常见问题的解答，为从事用药咨询工作的药师、医师朋友，以及有相关知识需求的患者提供帮助，最终有助于提升整体咨询水平及服务标准，更好地服务于患者。

由于编者水平有限，且国内在消化系统药物规范性的用药咨询指导领域还没有很好的可供借鉴的资料,因此,本书难免有遗漏甚至错误之处,还希望读者朋友反馈指正,多提宝贵意见,以便再版时及时补充和改正。

编　者

2016年3月

目录

17

一、主要用于酸相关性疾病用药

咨询问题1 王女士^{14}C呼吸试验阳性,想知道根除幽门螺杆菌的三联疗法疗程多长?

知识类型 用药疗程

知识链接 三联疗法被推荐作为根除幽门螺杆菌的一线方案,此疗法为一种质子泵抑制剂(proton pump inhibitors, PPI)加两种抗菌药(通常为阿莫西林、克拉霉素和甲硝唑中的两种),用药时间为7天[1]。疗程足够或适当延长疗程,不但可提高根除率,而且能减少幽门螺杆菌对抗生素产生耐药。疗程为14天的疗效优于10天,而10天的疗效又优于7天。近些年由于细菌耐药性增加,幽门螺杆菌的根治率在下降,达不到根治率90%的理想效果,因此目前推荐初次根治幽门螺杆菌的疗程延长至10或14天(尤其是在细菌耐药严重的地区可延长至14天,但不超过14天)。在对克拉霉素耐药率>15%~20%或对甲硝唑耐药率>40%的地区,有条件的医院应进行药敏试验或直接选用含铋剂的四联方案[2]。

若使用常用的幽门螺杆菌根除治疗方案效果不佳,可改用含有其他抗菌药如呋喃唑酮或喹诺酮类药物(左氧氟沙星或莫西沙星)等的方案进行补救治疗。疗程同样为10或14天,但不超过14天。对多次治疗失败者,可考虑让患者停药一段时间(2~3个月或半年),使细菌恢复原来的活跃状态,以提高下次的根除率。

问题解答 综合上述背景知识,我们可以告诉患者,疗程是根除幽门螺杆菌三联疗法成功与否的重要因素,疗程足够不但可提高根除率,而且能减少幽门螺杆菌对抗菌药产生耐药。推荐用药疗程为10或14天,并且要保证3种药物都按时按量服用。用药疗程不超过14天,密切关注药物的相互作用和不良反应,疗程结束后及时复查。如果根治失败,还须咨询医师分析失败原因,再次制订治疗方案。

-------------------- 资料来源 --------------------

[1] 蒋晓芸,钟良.幽门螺杆菌根除治疗及合理用药[J].上海医药,2014,5(1):12-15.

[2] 中华医学会消化病学分会幽门螺杆菌学组/全国幽门螺杆菌研究协作组.第四次全国幽门螺杆菌感染处理共识报告[J].中华消化杂志,2012,32(10):618-625.

咨询问题2 赵先生患有胃食管反流病,问奥美拉唑是否可以长期服用,长期服用过程中,有可能出现什么不良反应,出现不良反应如何处置?

知识类型 用药疗程+不良反应

知识链接 质子泵抑制剂(proton pump inhibitors,PPI)是胃食管反流病(GERD)治疗的首选药物,奥美拉唑是常用的质子泵抑制剂。胃食管反流病的治疗分为初始治疗和维持治疗,初始治疗的目的是尽快缓解症状,治愈食管炎,共识意见认为PPI治疗GERD的使用疗程至少8周;维持治疗是巩固疗效、预防复发的重要措施,用最小的剂量达到长期治愈的目的,治疗应个体化[1]。重度食管炎及Barrett食管患者通常需要PPI持续维持,即当症状缓解后维持原剂量或半量PPI每日1次,长期使用。但长期使用本品,可能会出现以下不良反应:①国外报道长期使用本品的患者胃体活检标本可观察到萎缩性胃炎的表现,长期使用本品还可能引起高促胃液素血症;②西方国家认为长期使用PPI有造成难辨梭状芽孢杆菌感染的可能,我国尚无此类研究证实,但对于肠道感染的高危者,尤其是老年人和虚弱体质者应特别慎用[2];③长期和高剂量使用PPI可致骨折风险升高,老年患者的风险更高,应用PPI时应考虑低剂量、短疗程的治疗方式;④使用PPI 3个月以上会有低镁血症的风险,医务人员应考虑在PPI治疗前进行血镁检查,并在治疗过程中定期检查;⑤PPI造成低酸环境不利于维生素B_{12}的吸收,长期服用PPI(>4年)可引起血清维生素B_{12}水平下降,对于老年人、萎缩性胃炎和营养不良等机体维生素B_{12}储备可能不足者,则应定期检查血清维生素B_{12}浓度,必要时给予补充[3]。

问题解答 综合上述背景知识,我们可以告诉患者,奥美拉唑是抑制胃酸分泌的药物,属治疗胃食管反流病的首选药物。在经过8周的初始治疗后,根据病情复发情况和严重程度进行维持治疗,病情严重者可能需要患者长期服用。长期服用过程中可能出现萎缩性胃炎、高促胃液素血症、胃肠道感染、骨折、低血镁和维生素B_{12}缺乏等不良反应,老年患者特别要关注,采取对应的措施监测,对症治疗。

------------------ 资料来源 ------------------

[1] 中华医学会消化病学分会. 2014年中国胃食管反流病专家共识意见[J]. 中华消化杂志,2014,34(10):649-660.

[2] 陈新谦,金有豫,汤光,等. 新编药物学[M]. 第17版. 北京:人民卫生出版社,2010:469.

[3] 林泳,李瑜元. 抑制胃酸药物的安全性[J]. 中国消化内镜,2008,(02):49-54.

咨询问题3 简先生诊断为慢性胃炎,同时患有高血压,为预防心血管事件服用阿司匹林,想知道还能不能长期服用,需要注意些什么?

知识类型 不良反应

知识链接 慢性胃炎的主要病因是幽门螺杆菌感染,此外胆汁反流、药物、自身免疫等因素亦可引起,表现为胃黏膜充血、渗出、糜烂等损伤[1]。阿司匹林长期使用时易致胃黏膜损伤,引起胃溃疡及胃出血。发病机制为阿司匹林抑制环氧化酶1(COX-1),减少黏膜前列腺素(PG)的生成,刺激胃肠道黏膜,穿透胃黏膜上皮细胞膜,破坏黏膜屏障,产生直接损伤;抑制血小板环氧化酶的合成,减少血栓素A_2(TXA$_2$)的合成,降低血小板的聚集能力,诱发出血。因此慢性胃炎患者的黏膜损伤会因长期服用阿司匹林加重,甚至出现溃疡出血和穿孔。再加上阿司匹林的镇痛作用,溃疡常为无痛性,消化道症状不明显,多以严重出血为首发症状,发病急,出血量大[2]。如果需要长期服用阿司匹林抗凝治疗的患者,应首先进行幽门螺杆菌的筛查和治疗,根治幽门螺杆菌也有利于慢性胃炎的治疗;选用阿司匹林肠溶制剂进行治疗,减轻其对胃黏膜的直接损伤和刺激;定期进行内镜检查,发现溃疡和出血时,采用质子泵抑制剂(PPI)或者胃黏膜保护剂进行治疗。PPI是治疗阿司匹林引起的溃疡的首选药物,胃黏膜保护剂具有增加PG合成、清除并抑制自由基、增加胃黏膜血流等作用,对溃疡有一定的治疗作用[3]。

问题解答 综合上述背景知识,我们可以告诉患者,长期服用阿司匹林用于预防心脑血管病等多种疾病,虽然阿司匹林会加重慢性胃炎的黏膜损伤,但考虑阿司匹林治疗的获益与风险,还是建议坚持服药。建议患者在长期服用之前进行幽门螺杆菌的筛查和治疗,根治幽门螺杆菌有利于慢性胃炎的治疗和阿司匹林溃疡的预防;让患者定期进行内镜检查,出现溃疡和出血及时治疗;注意观察粪便颜色,出现黑便及时就医。

--------------- 资料来源 ---------------

[1] 中华医学会消化病学分会. 中国慢性胃炎共识意见(2012年,上海)[J]. 中华消化杂志, 2013,33(1): 5-16.

[2] 夏路风,付得兴. 阿司匹林的不良反应与合理应用[J]. 首都医药,2006,20(20): 48-50.

[3] 中华消化杂志编委会. 消化性溃疡病诊断与治疗规范(2013年,深圳)[J]. 中华消化杂志,2014,34(2): 73-76.

咨询问题4 陈女士患有消化性溃疡,问缓解症状的铝碳酸镁如何正确使用?

知识类型 合理用药

知识链接 铝碳酸镁为抗酸药,作用迅速、温和、持久,可用于酸相关性疾病,如胃酸过多、消化性溃疡、胃食管反流病等。作用机制主要是中和胃酸、保护胃黏膜、吸附和结合损伤胃黏膜的物质。人体胃酸分泌有2个高峰,一是在餐后,二是在凌晨2时左右,经动态测定发现胃酸分泌在上午5~11时最少,下午14时到次日凌晨2时最高。铝碳酸镁咀嚼片应嚼服,用量一般为一次0.5~1g(1~2片),每日3~4次,服用时间与胃酸分泌相平行,用来中和过多的胃酸,应于饭后1~2小时服用或睡前服用,也可在胃部不适时按需服用1~2片;治疗胃和十二指肠溃疡时,一次1g(2片),一日4次,在症状缓解后至少维持4周[1]。由于药物中的铝在胃肠道中存在而与其他药物结合可能影响其他药物的吸收及摄取,故不能同时与某些药物服用,如四环素、铁制剂、地高辛、脱氧胆酸、法莫替丁、雷尼替丁、西咪替丁和香豆素衍化物等,因此这些药物应提前或推后1~2小时服用。严重的心、肾功能不全者,高镁血症,高钙血症者慎用[2]。

问题解答 综合上述背景知识,我们可以告诉患者,铝碳酸镁咀嚼片应该嚼服,一般一次0.5~1g(1~2片),每日3~4次,服药时间为饭后1~2小时或睡前,也可在胃部不适时按需服用1~2片;治疗胃和十二指肠溃疡时,一次1g(2片),一日4次,在症状缓解后至少维持4周。询问患者是否有禁忌证和同服其他有相互作用的药物,如果须同服,建议间隔1~2小时。

---------------------------- 资料来源 ----------------------------

[1] 铝碳酸镁片药品说明书;生产企业:拜耳医药保健有限公司;通用名:达喜;修改日期:2010年12月31日.

[2] 四川美康医药软件研究开发公司. 药物临床信息参考[M]. 重庆:重庆出版社,2008.

咨询问题5 李先生问根除幽门螺杆菌的四联疗法较三联疗法有什么优势,4种药分别在什么时间服用?

知识类型 给药方案+服药时间

知识链接 我国的幽门螺杆菌(Hp)感染率总体上仍然很高,成人中的感染率达到40%~60%,推荐的用于根除治疗的6种抗菌药物中,甲硝唑的耐药率已达到60%~70%,克拉霉素达到20%~38%,左氧氟沙星达到

30%~38%,耐药显著影响根除率;阿莫西林、呋喃唑酮和四环素的耐药率仍很低(1%~5%)[1]。随着Hp耐药率的上升,标准三联疗法(PPI+克拉霉素+阿莫西林或PPI+克拉霉素+甲硝唑)的根除率已低于或远低于80%,标准三联疗法的疗程从7天延长至10或14天,根除率仅能提高约5%。四联疗法中增加了铋剂,铋剂、PPI与2种抗菌药物联合应用可在较大程度上克服Hp对甲硝唑、克拉霉素的耐药,加之铋剂价廉、安全性较高,我国共识将四联疗法作为根除Hp的推荐方案,疗程为10或14天。对铋剂有禁忌者或经证实Hp耐药率仍较低的地区,可选用非铋剂方案,如标准三联方案。推荐的四联方案中,标准剂量的PPI和标准剂量的铋剂,2次/天,均为餐前0.5小时服用,2种抗菌药物餐后即服[2]。饮食对抗菌药物的吸收的影响不予考虑,因为这种作用比较局限,而非全身性的[3]。

问题解答 综合上述背景知识,我们可以告诉患者,四联疗法较三联疗法能克服幽门螺杆菌对抗菌药物的耐药,根除率更高,是我国根除幽门螺杆菌治疗的推荐治疗方案。4种药物,质子泵抑制剂(拉唑类)与含铋制剂每天服用2次,可在早、晚餐前半小时服用,另外两种抗菌药物应在早、晚餐后即刻服用。

------------------------------ 资料来源 ------------------------------

[1] 中华医学会消化病学分会幽门螺杆菌学组/全国幽门螺杆菌科研协作组;成虹,胡伏莲,谢勇,等.中国幽门螺杆菌耐药状况以及耐药对治疗的影响-全国多中心临床研究[J].胃肠病学,2007,12(9):525-530.

[2] 中华医学会消化病学分会幽门螺杆菌学组/全国幽门螺杆菌研究协作组.第四次全国幽门螺杆菌感染处理共识报告[J].中华消化杂志,2012,32(10):618-625.

[3] Koda-Kimble MA, Young LY, Kradjan WA, et al.临床药物治疗学[M].第8版.王秀兰,张淑文主译.北京:中国医药科技出版社,2007:27.

咨询问题6 夏先生诊断为胃炎,医师开具的法莫替丁、多潘立酮和吉法酯,想知道何时服用疗效最佳?

知识类型 服药时间

知识链接 胃炎患者开具这3种药为的是缓解症状,改善胃黏膜炎性反应[1]。法莫替丁通过阻断组胺H$_2$受体减少胃酸分泌,用于缓解胃黏膜糜烂、反酸和上腹痛等症状。由于胃酸在饭后和夜间分泌较多,尤以凌晨2点为最高峰,故可以每日2次,于早、晚餐后服用或睡前顿服。多潘立酮阻断多巴胺D_2受体促进胃肠运动,用于缓解上腹饱胀、恶心或呕吐等症状,应于饭前15~30分钟服用,促进饭后胃排空。吉法酯为胃黏膜保护剂,可改善胃黏膜屏障,促进胃黏膜糜烂愈合,由于患者本身有胃炎,推荐饭后服用,以减少对胃黏膜的刺激[2]。

问题解答 综合上述背景知识,我们可以告诉患者,法莫替丁减少胃酸分泌,每日2次,于早、晚餐后服用或睡前顿服;多潘立酮促进胃肠运动,应于饭前15~30分钟服用;吉法酯为胃黏膜保护剂,三餐后服用。

-------- 资料来源 --------

[1] 中华医学会消化病学分会. 中国慢性胃炎共识意见(2012年,上海)[J]. 中华消化杂志,2013,33(1): 5-16.

[2] 四川美康医药软件研究开发公司. 药物临床信息参考[M]. 重庆: 重庆出版社,2008.

咨询问题7 张女士诉经常出现夜间反酸,影响生活质量,问如何治疗?

知识类型 药物选用+健康教育

知识链接 人体24小时内的胃酸分泌量约150毫克当量,其中60%是在夜晚分泌的,特别是当人入睡后,迷走神经活跃,促使胃酸大量分泌。如果夜晚胃酸分泌过量,会出现反酸、胃灼热感等症状,易诱发胃和十二指肠溃疡,特别是十二指肠溃疡[1]。改变生活方式有益于夜间反酸症状的控制,应避免睡前2~3小时饱餐,多数酸反流发生在睡眠期前1~1.5小时,睡前空腹可减少酸反流的发生。睡觉时垫高头部,调节工作节奏,保证充足睡眠,以缓解工作压力,放松精神,保持平和心态。另外,应加强运动,增强体质。如果通过改变生活方式无法控制症状,需要采用药物治疗。常用于治疗胃酸过多的抑酸药有组胺受体拮抗剂（H_2RA）和质子泵抑制剂（PPI）。H_2RA最突出的作用是影响基础胃酸分泌,尤其可以抑制反映壁细胞活性的夜间胃酸分泌,抑制刺激性胃酸分泌也有作用但是力度不够。质子泵抑制剂比H_2RA更强大,可明显减少任何刺激激发的胃酸分泌[2]。因此,夜间反酸宜选用H_2RA,可以采用H_2RA睡前服用1次。应用质子泵抑制剂的患者可出现夜间酸突破,指夜间胃内的pH低于4且持续时间超过60分钟的现象,可通过调整给药方式和加用H_2RA来改善。PPI只有作用于食物刺激胃壁细胞处于活性状态时,才能获得最大的抑酸效应,因此PPI必须在餐前15~60分钟服用才能理想控制胃酸。若需要大剂量的PPI时,应每日2次服用,服用时间在早餐和晚餐前。奥美拉唑、埃索美拉唑每日2次比每日1次者的夜间酸突破显著减少。对伴胃食管反流病的夜间酸突破，PPI可每日2次加用1次夜间H_2RA，但为了防止长期使用H_2RA产生耐药，可采取间歇给药的方式[3]。

问题解答 综合上述背景知识，我们可以告诉患者，夜间反酸是由胃酸分泌在夜间较多造成的，可以通过改变生活习惯来改善，应避免睡前2~3小时饱餐，睡觉时垫高头部，调节工作节奏，保证充足睡眠，保持平和心态。另外，应加强运动，增强体质。如果仍无法控制可睡前服用H_2RA；如果有胃酸相关性疾病，夜间出现酸突破现象，大剂量服用质子泵抑制剂应每日分2次给药，于早、晚餐前0.5~1小时服用和（或）夜间加用H_2RA，并采取间歇给药，防止耐药。

------ 资料来源 ------

[1] 王世鑫. 抑酸剂的现状与展望[J]. 中国消化内镜, 2008,（4）: 41-46.

[2] 陈伟庆, 王军, 杨春霞. 胃酸多, 如何选药[J]. 家庭医药, 2014,（02）: 36-39.

[3] 孟凡冬, 于中麟. 夜间酸突破对胃食管反流病的影响机制和治疗[J]. 中国消化内镜, 2008,（9）: 97-100.

咨询问题8 李先生患胃炎多年,间断服药。1年前诊断为结核病,进行抗结核药物治疗,空腹服用,胃部不适明显。近期就诊,医师加用胃黏膜保护药吉法酯,如何服用,抗结核药物的服用时间如何调整?

知识类型 服药时间+相互作用

知识链接 吉法酯通过激活环氧化酶,促进花生四烯酸分解为前列腺素,促进前列腺素E_2(PGE_2)和前列环素(PGI_2)释放,增加黏液分泌,增加胃黏膜血流量,具有促进溃疡修复愈合、调节胃肠道和胃酸分泌、保护胃肠黏膜等作用[1]。预防激素、阿司匹林、非甾体抗炎药、抗肿瘤药、抗生素等药物引起的急性胃黏膜损伤,与以上药物合用,如合并有高危因素(年龄60岁、既往有消化性溃疡史、同时服用以上≥2种药物)则2片/次,3次/日,可与以上药物同服或饭后服用,如无高危因素则1片/次,3次/日[2]。胃肠道反应是抗结核药最常见的不良反应,大部分可以通过调整服药时间来缓解,将空腹服药改为饭间或饭后服药[3]。但是豆浆、米酒、咖啡、茶等均可降低利福平的吸收,所以应该避免服用。

问题解答 综合上述背景知识,我们可以告诉患者,胃黏膜保护药吉法酯可用于预防和治疗抗结核药物引起的急性胃黏膜损伤,服用抗结核药物时出现的胃肠道不良反应可用本品治疗，每次服用50~100mg（1~2片），每日3次餐后服用；抗结核药餐后服用，可减轻胃部不适，同时注意避免服用豆浆、米酒、咖啡、茶等食物。

-------------------- 资料来源 --------------------

[1] 吉法酯药品说明书；生产企业：日本生晃荣养药品株式会社；商品名：惠加强-G；修订时间：2012年12月28日.

[2] 李瑾. 吉法酯的临床应用[J]. 中国社区医师，2010（3）：10.

[3] 周本功. 抗结核药物的胃肠道反应及预防措施[J]. 西北国防医学杂志，1988，9（1）：75-76.

咨询问题9 孟女士问奥美拉唑肠溶胶囊怎样服用效果好？

知识类型 服药方法

知识链接 奥美拉唑为质子泵抑制剂（PPI），通过阻碍胃壁细胞H^+，K^+-ATP酶发挥抑制胃酸分泌的作用，PPI作用于壁细胞胃酸分泌的最后步骤，是目前已发现的作用最强的抑制胃酸分泌的药物[1]。质子泵抑制剂应每天1次，在早餐前半小时服用，原因包括以下3个方面:①质子泵通常分为"活性泵"与"静息泵"两种功能状态,进食初期为"活性泵"生成量较多的时期,使得大量处于储备状态下的质子泵被激活,早餐前半小时服用与质子泵抑制剂的吸收峰相互吻合。②由于质子泵抑制剂属于弱碱性类药物,在口服后,其药物吸收的峰浓度常在20分钟出现,此时体内药量最大且抑制作用最强。因此,在餐前半小时服可作为合理的用药时间,能够充分发挥抑酸作用。③由于质子泵的再生多在夜间完成,大多数的质子泵处于不能被质子泵抑制剂抑制的静止状态下。因此,于睡前服用质子泵抑制剂的作用不够明显,而在早晨餐前服用质子泵抑制剂能够达到最强的抑酸作用。但是对于难治性溃疡或胃食管反流病,可能会出现夜间胃酸的突释,可以在晚餐前加服1次[2]。

问题解答 综合上述背景知识,我们可以告诉患者,奥美拉唑肠溶胶囊是抑制胃酸分泌的药物,服药时间是影响其发挥作用的关键因素。餐前半小时服药后,体内药物的浓度在进餐时达到最高,从对进食刺激引起的胃酸分泌发挥最强作用。同时,早上服药可以有效抑制夜间新生成的胃酸分泌能力,因此常规推荐每天1次,早餐前半小时服用。但对于难治性溃疡或胃食管反流病可以一天2次,早、晚餐前半小时服用。

-------------------- 资料来源 --------------------

[1] 贺雁. 质子泵抑制剂的合理应用及其影响因素[J]. 中国医药指南,2015,13(8):285-286.

[2] 张石革. 质子泵抑制剂临床应用的药学监护[J]. 中国执业药师,2015,12(7):31-37.

咨询问题10 孙先生诊断为幽门螺杆菌感染,医师开了克拉霉素和阿莫西林两种抗菌药物,担心抗菌药物不良反应,想知道能不能只吃一种?

知识类型 联合用药

知识链接 由于大多数抗菌药物在胃内低pH环境中活性降低和不能穿透黏膜层到达细菌,因此Hp感染不易根除[1]。迄今为止,尚无单一药物能够有效根除Hp,因而,发展了将抑制胃酸分泌药、抗菌药物和起协同作用的铋剂联合应用的治疗方案。根除Hp的治疗方案大体上可分为三联疗法和四联疗法两大类。三联疗法是一种PPI加上克拉霉素、阿莫西林、甲硝唑3种抗菌药物中的2种。四联疗法是一种PPI加上胶体铋剂,再加上克拉霉素、阿莫西林、甲硝唑3种抗菌药物中的2种。2种抗生素同时使用发挥了强强联合清除Hp的效应,同时能够有效防止产生抗生素耐药菌株[2]。

问题解答 综合上述背景知识,我们可以告诉患者,根除幽门螺杆菌的方案中,两种抗菌药物必须同时服用才能保证根除有效率,只服用一种抗菌药物无法实现。因为两种抗菌药物同时应用能起到强强联合清除幽门螺杆菌的作用,同时二者合用还能有效防止幽门螺杆菌对抗菌药物耐药。抗菌药物在治疗剂量下使用相对安全,如果发生不良反应,应及时与医师或药师联系。

-------------------- 资料来源 --------------------

[1] 叶任高. 内科学[M]. 第5版. 北京:人民卫生出版社,2003:407.

[2] 邵龙华,黄海环,吴小燕. 10d序贯疗法、四联、三联疗法根除幽门螺杆菌效果的比较[J]. 中国当代医药,2015,22(24):79-81.

咨询问题11 沈先生因消化性溃疡间断服用铝碳酸镁,想知道本药与其他药物有没有相互作用?

知识类型 相互作用

知识链接 铝碳酸镁是一个现代人工合成的抗酸剂,它直接作用于病变部位,不吸收进入血液,能迅速改善和缓解胃部疾病,能迅速中和胃酸并保持很长一段时间,可逆的选择性地结合胆酸,持续阻止胃蛋白酶对胃的损伤及增强胃黏膜保护因子的作用[1]。本药的抗酸作用温和,作用高峰时可使胃液pH上升到4.1,而等量的碳酸氢钠则可使胃液pH达6.2,因此本药可避免因胃内pH过高引起的胃酸分泌加剧;另外本药的抗酸作用持久,在相同条件下,本药的作用持续时间为碳酸氢钠的6倍。本药除有中和胃酸的作用之外,还有吸附和结合作用,可通过吸附和结合胃蛋白酶而直接抑制其活性,有利于溃疡面的修复;本药还能结合胆汁酸和吸附溶血磷脂酰胆碱,从而防止这些物质对胃黏膜的损伤和破坏。本药因含有铝、镁等多价金属离子,可影响或干扰其他药物的吸收,如四环素、环丙沙星、氧氟沙星、含铁药物(如硫酸亚铁)、抗凝药、鹅去氧胆酸、地高辛及H_2受体阻断药(如法莫替丁)等,因此上述药物必须在服用铝碳酸镁之前或之后1~2小时使用[2]。

问题解答 综合上述背景知识,我们可以告诉患者,铝碳酸镁治疗消化性溃疡,能直接中和胃酸升高胃内pH,还能吸附和结合对黏膜有破坏和损伤的成分,促进溃疡面的修复。本药因含有铝、镁等多价金属离子,可影响或干扰其他药物的吸收,如四环素、环丙沙星、氧氟沙星、含铁药物(如硫酸亚铁)、抗凝药、鹅去氧胆酸、地高辛及H_2受体阻断药(如法莫替丁)等,因此上述药物必须在服用铝碳酸镁之前或之后1~2小时使用。

---------------- 资料来源 ----------------

[1] 徐秀丽,付孟莉.铝碳酸镁的作用机制及临床应用[J].社区医学杂志,2009,7(9):40.

[2] 陈新谦,金有豫,汤光.新编药物学[M].第16版.北京:人民卫生出版社,2007:463.

咨询问题12 郑女士因冠心病支架术后服用氯吡格雷,此次开具奥美拉唑,问能否一起服用?

知识类型 相互作用

知识链接 奥美拉唑为脂溶性的质子泵抑制剂,在体内主要经肝脏CYP2C19及CYP3A4两种同工酶代谢,能特异性地作用于胃壁细胞质子泵所在的部位,并转化为亚磺酰胺与H^+,K^+-ATP酶呈不可逆性结合从而阻断胃酸分泌的最后步骤[1]。而氯吡格雷在体内主要也经过CYP2C19、CYP3A4及CYP3A5几种同工酶代谢活化为氯吡格雷硫醇衍生物从而发挥抗血小板作用。当两者同时使用时,奥美拉唑与氯吡格雷竞争同工酶,可导致氯吡格雷转化为活性产物减少,导致氯吡格雷抗血小板的效果降低[2]。

另据研究报道,奥美拉唑对CYP2C19的抑制可能为不可逆的[3],故两药即便分开服用,也不能避免奥美拉唑对氯吡格雷效果的影响,故不建议两药一起服用。

问题解答 综合上述背景知识,我们可以告诉患者,奥美拉唑和氯吡格雷在肝脏内通过同一种酶代谢,奥美拉唑代谢失活而氯吡格雷代谢激活,二者竞争可导致氯吡格雷转化为活性产物减少,导致氯吡格雷抗血小板的效果降低,因此不建议两药一起服用,可考虑换用对CYP2C19代谢酶影响较小的质子泵抑制剂,如雷贝拉唑或泮托拉唑或H_2受体拮抗剂(除西咪替丁外)类药物抑酸治疗。

-------- 资料来源 --------

[1] 奥美拉唑镁肠溶片说明书;生产企业:AstraZeneca AB;商品名:洛赛克;修改日期2013年07月08日.

[2] 郭谦,靳文. 埃美索拉唑和奥美拉唑对心脏支架置入后氯吡格雷抗血小板作用的影响[J]. 中国组织工程研究与临床康复,2009,13(52):10283-10286.

[3] 杨佳,羊镇宇,蒲小平,等. 奥美拉唑不同服药时间对氯吡格雷抗血小板效应的影响[J]. 临床心血管病,2013,29(7):515-517.

咨询问题13 许大爷服用雷贝拉唑1周后,总感觉行动不稳、要摔倒,问怎么回事?

知识类型 不良反应

知识链接 雷贝拉唑为苯并咪唑类质子泵抑制剂,能特异性地作用于胃壁细胞质子泵所在的部位,发挥抑酸作用[1]。机体促进胃酸分泌主要通过H_2受体、乙酰胆碱受体和促胃液素受体3种途径,3种途径的刺激最终都要通过H^+、K^+-ATP酶过程来促进胃酸分泌。在PPI类药物中,雷贝拉唑升高促胃液素的水平最高(雷贝拉唑=兰索拉唑>奥美拉唑>泮托拉唑)[2],促胃液素水平的升高易导致精神神经症状的出现,其中头疼、头晕为最常见的不良反应。服用雷贝拉唑1周后,随着体内促胃液素水平的升高,促胃液素刺激ECL细胞分泌组胺,组胺升高可能引起眩晕的症状,导致患者易摔倒。

问题解答 综合上述背景知识,我们可以告诉患者,雷贝拉唑可能会引起头晕的症状(2.4%[3]),容易导致患者在行走时摔倒,建议患者停用雷贝拉唑,减少运动,待症状好转后门诊随诊,咨询医师更换其他药物。

---------------- 资料来源 ----------------

[1] 雷贝拉唑钠肠溶片药品说明书;生产企业:卫材(中国)药业有限公司;商品名:波利特;

修改日期2010年10月13日.

[2] 雷招宝. 雷贝拉唑临床应用中的不良反应[J]. 中国药房,2011,22(32): 3063-3065.

[3] 陈新谦,金有豫,汤光. 新编药物学[M]. 第16版. 北京: 人民卫生出版社,2007:469.

咨询问题14 郭女士问奥美拉唑和法莫替丁的疗效比较哪种更好?

知识类型 药物比较

知识链接 PPI为脂溶性弱碱性药物,易浓集于酸性环境中,口服后可特异性地分布于胃黏膜壁细胞的分泌小管中,并在此高酸环境下转化为亚磺酰胺的活性形式,然后通过二硫键与壁细胞分泌膜中的H^+,K^+-ATP酶(又称质子泵)的巯基不可逆性地结合,生成亚磺酰胺与质子泵的复合物,从而抑制该酶的活性,阻断胃酸分泌的最后步骤,因此本品对各种原因引起的胃酸分泌具有强而持久的抑制作用。H_2受体拮抗剂可阻断外周组胺H_2受体,从而抑制胃酸分泌,其最突出的特点为抑制基础胃酸的分泌[1]。因为机体促进胃酸分泌主要通过H_2受体、乙酰胆碱受体和促胃液素受体3种途径,3种途径的刺激最终都要通过H^+,K^+-ATP酶过程来促进胃酸分泌,故而PPI类药物的抑酸作用要强于H_2受体拮抗剂。另外一些应用质子泵抑制药治疗的反流性食管炎患者在夜间仍可产生胃酸(所谓的夜间胃酸暴发),若晚上加服H_2受体拮抗剂则可受益[2],因此在临床应用中,H_2受体拮抗剂无疑是有效、经济的[3]。在临床选择中,要根据患者的情况,包括其他疾病的用药情况,合理选用。

问题解答 综合上述背景知识,我们可以告诉患者,奥美拉唑和法莫替丁均为抑酸药,奥美拉唑通过阻断胃酸分泌的最后步骤,对各种原因引起的胃酸分泌具有强而持久的抑制作用,而法莫替丁可阻断外周组胺H_2受体,从而抑制胃酸分泌,其最突出的特点为抑制基础胃酸的分泌。奥美拉唑的抑酸作用要强于法莫替丁。两者在临床治疗中具有不同的地位,如患者需要长期服用治疗消化道溃疡或者胃食管反流病时,可选择奥美拉唑;而当患者需要短期控制症状或者控制夜间反酸时可选用法莫替丁,应结合患者的情况酌情选择。

------------------------------ 资料来源 ------------------------------

[1] 陈新谦,金有豫,汤光. 新编药物学[M].第16版. 北京: 人民卫生出版社,2007:459.

[2] 古德曼吉尔曼. 治疗学的药理学基础[M].

第10版. 金有豫等译. 北京: 人民卫生出版社, 2004: 777-789.

[3] 陈月. 抑酸药的研究与临床应用 [J]. 现代中西医结合杂志, 2003, 12 (13): 1444-1446.

咨询问题15 金先生患有胃食管反流病, 想知道市场上常见的各种质子泵抑制剂有什么区别?

知识类型 药物比较

知识链接 质子泵抑制剂 (PPI) 为脂溶性弱碱性药物, 易浓集于酸性环境中, 口服后可特异性地分布于胃黏膜壁细胞的分泌小管中, 并在此高酸环境下转化为亚磺酰胺的活性形式, 然后通过与胃壁细胞分泌膜中的 H^+, K^+-ATP 酶 (又称质子泵) 胞外区关键部位半胱氨酸的巯基共价结合, 生成亚磺酰胺与质子泵的复合物, 从而抑制该酶的活性, 阻断胃酸分泌的最后步骤, 因此本品对各种原因引起的胃酸分泌具有强而持久的抑制作用[1]。目前常用的 PPI 主要有奥美拉唑、兰索拉唑、埃索美拉唑、泮托拉唑、雷贝拉唑[2]。5 种药物在抑酸能力、禁忌证及不良反应上作用类似, 抑酸作用以雷贝拉唑作用最强, 几种药物均经肝 CYP2C19、CYP3A4 代谢, 但对两种酶的抑制能力不同, 其中奥美拉唑对

CYP2C19的抑制作用最强,如合并其他经该酶代谢的药物(如氯吡格雷)须考虑药物间的相互作用,泮托拉唑与雷贝拉唑对肝药酶的影响较小,在使用中可依据患者的情况综合考虑。

问题解答 综合上述背景知识,我们可以告诉患者,质子泵抑制剂类药物均含有苯并咪唑结构,目前常用的PPI主要有奥美拉唑、兰索拉唑、埃索美拉唑、泮托拉唑、雷贝拉唑。5种药物在抑酸能力、禁忌证及不良反应上作用类似,抑酸作用以雷贝拉唑作用最强,几种药物均经肝脏代谢,但对肝脏代谢酶的抑制能力不同,其中奥美拉唑对肝脏代谢酶抑制作用最强,如合并其他经该酶代谢的药物(如氯吡格雷)须考虑药物间的相互作用,泮托拉唑与雷贝拉唑对肝脏代谢酶的影响较小,在使用中可依据患者的情况综合考虑。

-------------------- 资料来源 --------------------

[1] 古德曼吉尔曼. 治疗学的药理学基础[M]. 第10版. 金有豫等译. 北京: 人民卫生出版社,2004: 777-789.

[2] 陈新谦,金有豫,汤光. 新编药物学[M]. 第16版. 北京: 人民卫生出版社,2007: 467-470.

咨询问题16 陈女士被诊断为胃溃疡，想知道为什么治疗方案中有抗抑郁药？

知识类型 适应证

知识链接 在临床实践中，对于患有消化性功能不良、慢性胃炎、反流性食管炎及胃溃疡的患者，往往伴有情绪抑郁、神经衰弱等症状，通过服用抗抑郁药，能够缓解患者的情绪。另据实验室研究表明，对应激性溃疡或慢性胃炎患者，抗抑郁药尤其是去甲肾上腺素能与5-羟色胺再摄取抑制剂类药物（文拉法辛）能够显著提高大脑下丘脑内的NE与5-HT浓度。目前认为应激性胃溃疡的发生与神经-内分泌-免疫网络有关，而中枢尤其是下丘脑内的NE与5-HT对黏膜具有保护作用[1]。临床上也发现，伴有焦虑抑郁、情绪紧张的患者好发胃溃疡。故而对部分胃溃疡伴抑郁焦虑的患者，医师可能给予抗抑郁药物，缓解患者的精神神经症状并兼有保护胃黏膜的功能[2]。

问题解答 综合上述背景知识，我们可以告诉患者，目前现代抗抑郁药除了广泛应用于普通内科性疾病相关的抑郁外，一些身心性疾患用这些药物治疗也有一定疗效，其中包括消化性溃疡及肠易激综合征、慢性疼痛疲劳及睡眠呼吸暂停综合征等。临床实践发现，胃溃疡的患者往往伴有情绪抑郁、神经衰弱等症状,通过服用抗抑郁药,能够缓解患者的情绪。与此同时,伴有焦虑抑郁、情绪紧张的患者好发胃溃疡。故而对部分胃溃疡伴抑郁焦虑的患者,医师可能给予抗抑郁药物,缓解患者的精神神经症状并兼有保护胃黏膜的功能。

-------------------------------- 资料来源 --------------------------------

[1] 古德曼吉尔曼. 治疗学的药理学基础[M]. 第10版. 金有豫等译. 北京: 人民卫生出版社, 2004: 210-211.

[2] 季广龙. 联合抗抑郁药治疗功能性消化不良的疗效研究[J]. 临床医药文献杂志, 2015, 2(16): 3268.

二、主要用于治疗腹泻的药物

咨询问题17 戚先生问治疗感染性腹泻时,蒙脱石散、抗菌药物和益生菌制剂如何使用才能达到最好的疗效?

知识类型 用法用量

知识链接 蒙脱石散就是一种高效的肠黏膜保护剂,对消化道内的病毒、病菌及其产生的毒素有极强的固定、抑制作用;对消化道黏膜有很强的覆盖能力,并通过与黏液糖蛋白相互结合,从质和量两个方面修复、提高黏膜屏障对攻击因子的防御功能,具有平衡正常菌群和局部止痛作用。该药口服几乎无不良反应。临床观察证实,口服该药对腹泻病尤其是感染性腹泻有确切的良好疗效。

基于上述药理作用,为了更好地发挥蒙脱石的疗效,需要在感染性腹泻的治疗中注意用药顺序。即在抗菌药物杀灭病原微生物后,使用本药吸附各种毒素,特别是致病性革兰阴性菌内毒素,最后使用益生菌制剂恢复肠道正常菌群。

问题解答 综合上述背景知识,我们可以告诉患者,蒙脱石散与抗菌药联用,应先服用抗菌药,再服用蒙脱石散,两者用药间隔至少1小时;蒙脱石散与微生态制剂联用,应先服用蒙脱石散,再服用微生态制剂,两者用药间隔至少1小时,使用蒙脱石散将胃肠道内的细菌吸附掉,服用微生态制剂时才能发挥其应有的作用;如果上述3类药物联用,应先服用抗菌药物,再服用蒙脱石散,最后服用微生态制剂[1],三者用药间隔至少1小时。

---------------- 资料来源 ----------------

[1] 双歧杆菌三联活菌胶囊说明书;生产企业:上海信谊药厂有限公司;商品名:培菲康;修改日期:2010年10月1日.

咨询问题18 刘先生问腹泻时蒙脱石散如何正确服用?

知识类型 用法用量

知识链接 蒙脱石散是一种硅铝酸盐,其主要成分为八面体蒙脱石微粒,其粉末粒度达1~3 μm,具有层纹状结构及非均匀性电荷分布,对大肠埃希菌、霍乱弧菌、空肠弯曲菌、金黄色葡萄球菌和轮状病毒以及胆盐都有较好的吸附作用,对细菌毒素有固定作用;蒙脱石只吸附、固定表面带有粒编码蛋白CS31A的致病性带电病原菌,对表面不带CS31A

的正常菌群无固定清除作用；蒙脱石的不均匀带电性使其可以吸附各种消化道致病因子[1]。

蒙脱石与消化道黏液糖蛋白静电结合，可以增加黏液量并改善黏液质量，提高黏液的内聚力和弹性，从而对消化道黏膜起保护和修复作用。本品不进入血液循环系统，并连同所固定的攻击因子随消化道自身蠕动排出体外。本品不影响X线检查，不改变大便颜色，不改变正常的肠蠕动。主要用来治疗成年人及儿童急、慢性腹泻，或者用于食管、胃、十二指肠疾病引起的相关疼痛症状的辅助治疗。

问题解答 综合上述背景知识，我们可以告诉患者，蒙脱石散主要用于治疗腹泻，一般可以使用10~20天。本品会与食物黏附，降低其吸附能力，因此建议饭前服用。将本品1袋倒入50ml温水中，搅匀后服用。儿童：1岁以下，每日1袋；1~2岁，每日1~2袋；2岁以上，每日2~3袋；均分3次服用。成人：一次1袋，一日3次。急性腹泻服用本品治疗时，首次剂量加倍。使用时须注意过量服用易引起便秘。由于本品有一定的物理吸附作用，如须服用其他药物，建议与本品间隔一段时间。

-------------------------- 资料来源 --------------------------

[1] 胡秀荣,吕光烈,陈林深,等. 天然蒙脱石与细菌相互作用机理的研究[J]. 药学学报,2002,37(9): 718-729.

咨询问题19 李女士想知道什么是益生菌,什么是益生元,什么是合生元,有什么异同?

知识类型 药理作用

知识链接 益生菌指含活菌(或)包括菌体组分及代谢产物的死菌的生物制品,经口或其他黏膜投入,旨在黏膜表面处改善微生物与酶的平衡或刺激特异性与非特异性免疫。目前较为常用的益生菌种类有鼠李糖乳杆菌、罗伊乳杆菌、嗜酸乳杆菌、保加利亚乳杆菌、双歧杆菌、粪肠球菌、尼氏大肠埃希菌和酪酸梭菌菌株[1]。益生菌在消化道存活,并且能在宿主消化道定植并发挥相应的生理作用,如增加机体中的抗体滴度、增强巨噬细胞活性、提高杀伤性T细胞的数量,以及增加干扰素水平、增强机体免疫功能。益生菌代谢后还能降低肠道中的pH,促进钙、铁、维生素D的吸收,并参与体内多种维生素的合成和吸收,从而实现微生态保护和免疫增强效应。益生元是一种不被宿主消化的食物成分,能选择性地刺激一种或几种结肠内常住菌的活性或生长繁殖,起着增进宿主健康的作用,如双歧因子、各种寡聚糖,常见的有乳果糖、蔗糖寡聚糖和棉子寡聚糖及寡聚麦芽糖,只能被人体少数几种细菌利用,可以起到益生菌的同样效果,促进益生菌生长,抑制有害菌,达到调整肠道微生态平衡的目的。合生元是指益生菌和益生元的混合制品,或再加入维生素和微量元素等,其既可发挥益生菌的生理性细菌活性,又可选择性地增加该菌的数量,使益生菌的作用更显著持久[2]。

问题解答 综合上述背景知识,我们可以告诉患者,益生菌是指活的微生物,能在人体消化道定植并发挥相应的生理作用,在给予足够剂量时,可实现微生态保护和免疫增强效应,对宿主的健康有利;益生元是一种不被宿主消化的食物成分,能选择性地刺激一种或几种结肠内常住菌的活性或生长繁殖,可以导致特定的胃肠道微生物组成和(或)活性改变,起着增进人体健康的作用;合生元则是同时含有益生菌和益生元的联合制剂,或再加入维生素和微量元素等,其既可发挥益生菌的生理性细菌活性,又可选择性地增加该菌的数量,使益生菌的作用更显著持久。

-------- 资料来源 --------

[1] 2011年世界胃肠病学组织. 全球指南:益生菌和益生元[S].

[2] 熊德鑫.现代微生态学[M].北京:中国科学技术出版社,2000.

咨询问题20 张女士问不同的益生菌制剂有什么区别?哪种疗效最好?服用益生菌制剂时有什么注意事项?

知识类型 注意事项

知识链接 益生菌是按属、种、株3个层次划分的,益生菌的功效是以菌株为准的。常见的益生菌制剂包括双歧杆菌(丽珠得乐)、肠球菌(乳酶生)、地衣芽孢杆菌(整肠生)、蜡状芽孢杆菌(促菌生)、布拉酵母菌(亿活)、嗜酸乳杆菌(乐托尔)等,还有枯草芽孢杆菌、粪链球菌二联制剂(妈咪爱),长双歧杆菌、保加利亚乳杆菌、嗜热链球菌三联制剂(金双歧),双歧杆菌、嗜酸乳杆菌、肠球菌三联制剂(培菲康)等。相比较而言,由于复合菌种较单一菌种可保持相对稳定,在人体微生态环境中具有更大的缓冲能力和环境适应能力[1]。

问题解答 综合上述背景知识,我们可以告诉患者,不同品牌的益生菌制剂主要是菌株不同,最好单独应用,不要混合服用;对于活菌制剂保存时应注意温度,芽孢杆菌(整肠生)耐热,不须冷藏,其他不同种类的药物应根据要求条件贮藏;益生菌制剂不宜与抗生素药物同时服用;合并某些消化道疾病时,如胰腺炎、胆囊炎,由于肠道内的pH改变,不宜使用益生菌制剂;益生菌药物不宜长期服用。服用益生菌制剂后不建议服用酸奶或其他乳酸菌饮料。

------------------------------ 资料来源 ------------------------------

[1] 熊德鑫. 现代微生态学[M]. 北京: 中国科学技术出版社,2000.

咨询问题21 周大爷问双歧杆菌三联活菌胶囊(培菲康)为什么治腹泻还治疗便秘?

知识类型 药理作用

知识链接 由于肠道中的过路菌或外籍菌(如肠杆菌)成为优势种群,大量增殖或分泌相关毒素与肠黏膜上皮细胞受体结合后使cAMP酶活性升高,水、盐、电解质丢失,而造成腹泻症状。增殖双歧杆菌扶植了肠道中的原籍菌,使机体的定植抗力升高,有利于拮抗致病菌和条件致病菌的定植,改善腹泻症状。

便秘是指排便次数减少或粪便干燥难解(一般2天以上无排便)而言,根据病因主要分为器质性便秘和功能性便秘,双歧杆菌主要用于功能性便秘。功能性便秘多与肠道菌群失调密切相关,肠道外籍菌(或过路菌)等腐败菌增加。补充双歧杆菌等原籍菌,使肠道呈酸性,其结果能控制由有害菌引起的异常发酵,并且刺激肠蠕动,从而减少水分的过度吸收而缓解便秘症状,还可以复活机体的免疫功能,恢复肠道蠕动功能从而缓解便秘等症状[1]。

问题解答 综合上述背景知识,我们可以告诉患者,培菲康中的双歧杆菌对肠胃起双向调节作用,既可以治疗便秘也可以治疗腹泻。使用时应注意培菲康为活菌制剂,切勿将本品置于高温处。溶解时水温不宜超过40℃,还应避免本品与抗菌药同服。

-------- 资料来源 --------

[1] 熊德鑫. 现代微生态学[M]. 北京:中国科学技术出版社,2000.

咨询问题22 林女士的儿子诊断为轮状病毒感染,想知道是否需要使用抗生素?

知识类型 儿童用药

知识链接 轮状病毒被认为是引起世界范围内儿童严重急性腹泻的主要原因,也是发展中国家小儿死亡的主要原因。轮状病毒为呼肠孤病毒属,主要生长于小肠上皮细胞内。本病为自限性疾病,数日后呕吐渐停,腹泻减轻,不喂乳类的患儿恢复更快。2009年《儿童腹泻病诊断治疗原则的专家共识》指出对轮状病毒感染不使用抗生素类药物治疗,提倡尽早口服足够的液体以预防脱水,锌的补充,持续喂养患儿。为改善腹泻病情、缩短病程,可以合理使用肠黏膜保护剂(蒙脱石散)、益生菌等药物[1]。

问题解答 综合上述背景知识,我们可以告诉患儿家长,对于儿童轮状病毒感染一般不需要使用抗生素治疗,应以预防脱水、补锌治疗、继续进食、合理用药为原则。如症状持续加重,建议尽早就医,积极治疗。

------- 资料来源 -------

[1] 中华医学会儿科学分会消化学组,中华医学会儿科学分会感染学组,《中华儿科杂志》编辑委员会. 儿童腹泻病诊断治疗原则的专家共识[J]. 中华儿科杂志,2009,47(8): 634-635.

咨询问题23 冯女士问儿童腹泻如何服用口服补液盐?

知识类型 用法用量+注意事项

知识链接 世界卫生组织(WHO)和世界儿童基金会(UNICEF)于1978年建议口服补液盐作为腹泻治疗的首选药。根据小肠的钠-葡萄糖偶联转运吸收机制,在轻、中度腹泻患儿,只要合理补充含葡萄糖的电解质液,肠绒毛仍能很好吸收,以减轻由于腹泻时体内丢失电解质造成水、电解质紊乱[1]。口服补液盐一般适用于腹泻时脱水的预防和轻、中度脱水而无明显的周围循环障碍的患儿,重度脱水首选静脉补液扩容后,根据需要口服补液;一般不用于新生儿、小婴儿;婴幼儿应用本品时须少量多次给予。应根据病情给予补充累积丢失量。

问题解答 综合上述背景知识,我们可以告诉患儿家长,应将每包13.95g补液盐溶于750ml温开水中,充分搅拌均匀后给予患儿口服。①轻度脱水,开始时30~50ml/kg,8~12小时内分次服用,直至脱水纠正。②中度脱水,每日50~100ml/kg,分次于8~12小时内服完,直至脱水纠正。③用于补充继续丢失时,原则是失多少补多少,不好估计的情况下,根据患儿的腹泻情况,按照10~40ml/kg给予补充。当补液量超过一日100ml/kg时,须给予饮水,以免发生高钠血症,同时注意钾和碳酸氢钠的补充[2]。服药过程中可能出现恶心、呕吐等常见不良反应,多由于未按规定溶解药品或浓度过高而引起;若出现频繁呕吐或腹泻、脱水加重应及时改为静脉补液。

-------------------- · 资料来源 · --------------------

[1] 王丽. 儿科药理学与药物治疗学[M]. 北京: 北京医科大学出版社,2001:629.

[2] 中国国家处方集编委会. 中国国家处方集(化学药品与生物制品卷·儿童版)[M]. 北京: 人民军医出版社,2013:122.

咨询问题24 王女士怀孕3个月出现腹泻,问能否安全服用蒙脱石散?

知识类型 特殊人群用药

知识链接 孕妇由于生理、心理情况与常人有很大差异,选用药物时必须权衡利弊。孕妇选用药物时除了要考虑药物对母亲的影响外,还要考虑到药物对胎儿的影响,因为很多药物可以通过胎盘进入胎儿体内。在妊娠不同时期药物的危险性也不尽相同,尤其在妊娠的前3个月更要慎选慎用药物。要在医师和药师的指导下,参照FDA妊娠用药分级等标准,充分权衡利弊后,做到合理用药,保证孕妇和胎儿的安全。蒙脱石散具有层状结构及非均匀性电荷分布,对消化道内病毒、细菌及其产生的毒素有固定和抑制作用;对消化道黏膜有覆盖能力,并通过与黏液糖蛋白相互结合,修复、提高黏膜屏障对攻击因子的防御能力[1]。蒙脱石散不进入血液循环系统,最终会连同所固定的攻击因子随消化道自身蠕动排出体外,不会影响正常的肠蠕动,因此孕妇可以安全服用[2]。

问题解答 综合上述背景知识,我们可以告诉患者,蒙脱石散对孕妇本身和胎儿都没有太大影响,因此可以安全使用。但要注意,蒙脱石散与其他药物一起服用时应间隔一段时间,因为蒙脱石散对其他药物可能会有一定的吸附作用。

-------------------- 资料来源 --------------------

[1] 国家药典委员会. 中华人民共和国药典临床用药须知[M]. 北京:中国医药科技出版社,2010:402.

[2] 中国国家处方集编委会. 中国国家处方集(化学药品与生物制品卷·儿童版)[M]. 北京:人民军医出版社,2013:122.

三、主要用于治疗便秘的药物

咨询问题25 韩大爷患有2型糖尿病,想知道乳果糖溶液剂能否安全应用?

知识类型 特殊疾病用药

知识链接 乳果糖口服后基本上以原形进入大肠,然后经糖化菌代谢为简单有机酸,主要是乳酸以及少量的醋酸和甲酸;而少量吸收的乳果糖随后以原形经尿排泄[1]。在乳果糖溶液剂中,除乳果糖外,还含有少量的其他糖类,包括乳糖、表乳糖、半乳糖、塔格糖以及果糖等[2]。不同厂家生产的乳果糖溶液剂中各种糖的含量有所差别,有些药品说明书中明确表明糖尿病患者可以安全使用;有些药品说明书中表明在便秘的治疗剂量下糖尿病患者可以安全使用,而肝性脑病的治疗剂量偏高,糖尿病患者慎用;还有些说明书中明确表明糖尿病患者慎用,因为糖尿病患者体内存在部分游离半乳糖和乳果糖。

问题解答 综合上述背景知识,我们可以告诉患者,乳果糖本身几乎不被人体吸收,但乳果糖溶液剂中还存在其他糖类,但不同厂家生产的乳果糖溶液剂中各种糖的含量又有所差别。因此,糖尿病患者应该选择那些药品说明书中明确表明糖尿病患者可以安全使用的乳果糖溶液剂,并按照说明书中标注的糖尿病患者的安全使用剂量服用。

-------------------------- 资料来源 --------------------------

[1] S. C. 斯威曼. 马丁代尔药物大典[M]. 第35版. 李大魁,金有豫,汤光等译. 北京: 化学工业出版社,2008:1373.

[2] 中国国家处方集编委会. 中国国家处方集(化学药品与生物制品卷)[M]. 北京: 人民军医出版社,2010:171.

咨询问题26 李先生问乳果糖口服溶液(杜密克)怎么服用?

知识类型 用法用量

知识链接 每100ml杜密克口服溶液含乳果糖67g,半乳糖≤10g,乳糖≤6g;常用规格为15ml:10g(以乳果糖计)或200ml:133.4g(以乳果糖计)。杜密克口服溶液为渗透性泻药,主要通过将身体的水分吸收到肠道或防止大便中的水分被吸收来增加肠道中的水分;它可以通过降低粪便的pH,抑制产氨细菌的增殖来治疗肝性脑病。用药剂量应根据不同人群和不同的疾病情况来进行调节,剂量过大可能导致腹痛或腹泻等不良反应[1,2]。

问题解答 综合上述背景知识,我们可以告诉患者,应该根据自身的生理病理情况,在医师和药师的指导下调节药物剂量,表1给出参考剂量。治疗一段时间之后可以根据自身生理病理情况酌情减少剂量。杜密克口服溶液宜在早餐时1次服用。一般情况下,1~2天即有临床效果; 若2天后无明显效果,可以考虑加量[3]。

表1　便秘或临床需要保持软便情况的参考剂量

年龄	每日起始剂量（ml）	每日维持剂量（ml）
成人	30	10~25
7~14岁的儿童	15	10~15
1~6岁的儿童	5~10	5~10
婴儿	5	5

-------------------------------- 资料来源 --------------------------------

[1] S.C. 斯威曼. 马丁代尔药物大典[M]. 第35版. 李大魁,金有豫,汤光等译. 北京: 化学工业出版社,2008:1373.

[2] 中国国家处方集编委会. 中国国家处方集(化学药品与生物制品卷)[M]. 北京: 人民军医出版社,2010:171.

[3] 乳果糖口服溶液说明书；生产企业：荷兰苏威制药；商品名：杜密克；修改日期：2012年7月7日.

咨询问题27 朱女士问乳果糖溶液剂儿童能否使用？

知识类型 特殊人群用药

知识链接 小儿是处于生长发育中的机体，具有其独特的生理特点，对药物具有特殊的反应性；且在小儿不同的生长发育阶段，药物的吸收、分布、代谢、排泄情况，药物疗效以及小儿对药物的反应都有很大差异，在药物的选择和使用方面需要更加慎重。儿童便秘治疗的目的是改善症状，消除病因，恢复正常肠道动力和排便的生理功能。对于功能性便秘患儿应首选心理调节和生活方式调整，在以上措施无效时再考虑药物治疗。对于一般的慢性便秘患儿可以选择渗透性泻药等[1]。

问题解答 综合上述背景知识，我们可以告诉患儿家长，对于无报警症状的或功能性便秘患儿应首先考虑对患儿进行良好的精神、心理状态调节，合理的饮食结构和良好的排便习惯的培养。在以上措施无明显效果时，可以根据患儿病情选择适当的药物进行治疗。乳果糖溶液剂属于渗透性泻药，用于慢性或习惯性便秘,并预防和治疗各种肝病引起的高氨血症以及高血氨所致的肝性脑病。儿童可以使用乳果糖溶液剂,但应该根据患儿的生理病理状况选择和调整剂量。①治疗便秘和临床需要保持软便,参考剂量详见表2。②肝性脑病及其前期:12~18岁,起始剂量为一日30~45ml,一日3次给予,每日2~3次软便后调节剂量[2,3]。

表2　治疗便秘和临床需要保持软便(15ml: 10g)

年龄	起始剂量(ml)
婴儿	2.5
1~5岁	5
5~10岁	10
10~18岁	15

注: 以上均一日2次,根据效果调节药物剂量。

-------------------------------- 资料来源 --------------------------------

[1] 王丽. 儿科药理学与药物治疗学[M]. 北京: 北京医科大学出版社,2002:629.

[2] 中国国家处方集编委会. 中国国家处方集(化学药品与生物制品卷·儿童版)[M]. 北京: 人民军医出版社,2013:122.

[3] 陆晓彤. 儿科临床用药手册[M]. 上海: 上海科学技术出版社,2006:14.

咨询问题28 史女士想知道聚乙二醇和乳果糖的作用有什么区别,哪种更好?

知识类型 药理作用

知识链接 聚乙二醇是高分子聚合物[1],分子量为4000。作用机制为物理性质,可通过增加局部渗透压,使水分保留在结肠腔内,增加肠道内的液体保有量,软化大便。大便软化和含水量增加可促进其在肠道内的推动和排泄。

乳果糖为人工合成的酸性双糖,不被肠内的双糖酶降解,进入结肠后在细菌参与下分解为乳糖、醋酸、少量甲酸等弱酸,能明显降低结肠的pH,有利于易吸收的非离子化氨(NH_3)转变为不易吸收的离子化铵(NH_4^+),使经肠黏膜吸收的氨减少。当结肠内的pH由7.0降至5.0时,结肠膜不但不再吸收氨,血液中的氨反而经肠黏膜扩散进入肠腔,从而降低血氨。本品通过细菌的代谢作用,直接减少氨的吸收。因其本身不被吸收,可发挥渗透性导泻作用,减少氨的吸收。

问题解答 综合上述背景知识,我们可以告诉患者,二者都是治疗便秘的泻药,其中聚乙二醇4000不被肠道吸收代谢,使水分保留在结肠腔内,增加肠道内的液体量,软化大便。乳果糖在在结肠中可被分解为乳酸和乙酸,导致肠道pH下降,并通过渗透作用增加肠道内容量,从而刺激结肠蠕动,保持大便通畅,恢复结肠的节律。此外,乳果糖还可减少氨的吸收,治疗肝性脑病。乳果糖无毒性和依赖性,用于治疗老年性便秘和慢性功能性便秘。聚乙二醇一般不宜连续使用超过3个月[2]。

-------------------- 资料来源 --------------------

[1] 陈新谦,金有豫,汤光,等. 新编药物学[M]. 第17版. 北京:人民卫生出版社,2010:499.

[2] 四川美康医药软件研究开发公司. 药物临床信息参考[M]. 重庆:重庆出版社,2008:787.

咨询问题29 张大爷患功能性便秘,想知道治疗便秘的药物分为哪几种?

知识类型 药理作用

知识链接 治疗便秘的药物主要通过口服给药,这些口服药物[1]根据作用机制分为:

(1)润滑剂:液状石蜡能软化粪便,可口服或灌肠。适用于老年人心肌梗死后或肛周疾病手术后,避免费力排便,对药物性便秘无效。长期使用会影响脂溶性维生素A、维生素D、维生素E、维生素K的吸收,餐间服用合适,避免睡前服用,以免吸入肺内引起类脂性肺炎。

(2)刺激性泻药:如酚酞片,能刺激结肠蠕动,6~12小时即有排便作用,但产生腹痛,水、电解质紊乱等不良反应。部分制剂含有蒽醌,长期摄取在结肠黏膜下黑色素沉积,形成所谓的结肠黑变病,为一种良性的和可恢复的病变。

(3)高渗性泻药:如硫酸镁溶液,由于渗透压作用增加粪便中的水分含量,服用半小时后即可产生突发性水泻。此类泻剂可引起水、电解质紊乱,不宜常用。

(4)容积性泻药:如聚乙二醇散,主要含有高分子纤维素和纤维素衍生物,它们具有亲水性和膨胀性特点,可使粪便水分及体积增加,促使结肠蠕动。此类泻药适宜用于低渣饮食的老年人,不但通便,还能控制血脂、血糖,预防结肠癌的发生。在服用时必须同时饮用240ml水或果汁,以免膨胀后凝胶物堵塞肠腔内发生肠梗阻。

(5)促胃肠动力药:西沙必利的常规剂量为5mg,每天3次,餐前服用。病情较重者剂量可增加至每天40mg,分2~4次口服。疗程一般不少于4周,维持剂量为每天10~15mg。该药对轻型功能性便秘有效,严重者效果差。副作用较少,大剂量可出现肠鸣、腹痛、腹泻等反应,心电图Q-T间期延长。

另外,临床还利用灌肠治疗便秘,系临时性治疗措施,主要用于排出道阻滞型便秘,特别是伴有粪便嵌塞者,通过灌肠帮助排便。

问题解答 综合上述背景知识,我们可以告诉患者,主要分为口服类和灌肠治疗。口服药物又分为润滑剂、刺激性泻药、高渗性泻药、容积性泻药、促胃肠动力药等,应根据患者便秘的原因和特点不同选择具体药物。

------------------------------ 资料来源 ------------------------------

[1] 张存泰,刘晓晴. 老年疾病诊疗指南[M].第2版. 北京:科学出版社,2013:207-208.

咨询问题30 刘大爷想知道什么药物容易引起或加重便秘?

知识类型 不良反应

知识链接 一些药物会因为自身的作用机制而导致排便次数减少,或排便不畅、困难,粪便干结、量少。主要发病机制有以下4类[1]:①抑制或损伤肠壁自主神经,减慢肠蠕动,延长粪便在肠道内停留的时间。如抗精神病药、抗胆碱药及部分抗肿瘤药。②干扰平滑肌运动,钙离子拮抗剂(CCB类)可拮抗肠壁的钙离子内流,降低平滑肌张力,延缓平滑肌蠕动,导致便秘。③成团反应:钡剂、铁剂、铝剂、钙剂、铋剂等含阳离子的制剂大量服用时,与食物纤维进行成团反应导致肠梗阻。④改变肠内环境:服用非甾体类抗炎药(NSAIDs)等有机酸类化合物可改变肠道正常的碱性环境,导致黏膜糜烂或溃疡之后激发黏膜下层纤维增生,导致肠腔狭窄。

问题解答 综合上述背景知识,我们可以告诉患者,易引起便秘的药物包括抗抑郁药、抗癫痫药、抗组胺药、抗帕金森病药、抗精神病药、解痉药、钙离子拮抗剂、利尿药、单胺氧化酶抑制剂、阿片类、拟交感神经药、含铝或钙的抗酸药、钙剂、铁剂、止泻药以及非甾体抗炎药[2]。

-------------------- 资料来源 --------------------

[1] 中华医学会消化病学分会胃肠动力学组. 中国慢性便秘诊治指南(2013,武汉)[J]. 胃肠病学,2013,18(10):605-612.

[2] 叶国富. 药源性便秘的诊断与治疗[J]. 北方药学,2013,10(10):21-21.

咨询问题31 陶女士问长期使用刺激性泻药是否适宜?

知识类型 不良反应

知识链接 刺激性泻药作用于肠神经系统[1],增强肠道内动力和刺激肠道分泌,包括比沙可啶、酚酞、蒽醌类药物和蓖麻油等。动物实验显示,长期使用刺激性泻药可能导致不可逆的肠神经损害,长期使用蒽醌类泻药可导致结肠黑变病。

问题解答 综合上述背景知识,我们可以告诉患者,不建议长期使用刺激性泻药,如果患者患有慢性便秘,可以考虑在调整生活方式的基础上服用渗透性泻药,如聚乙二醇、乳果糖。

-------------------- 资料来源 --------------------

[1] 中华医学会消化病学分会胃肠动力学组.中国慢性便秘诊治指南(2013,武汉)[J].胃肠病学,2013,18(10):605-612.

四、促消化药及促动力药

咨询问题32 李先生患有消化不良,想知道复方消化酶何时服用疗效最佳?

知识类型 合理用药

知识链接 本品为复方制剂[1],含有木瓜酶、淀粉酶、熊去氧胆酸、纤维素酶、胰蛋白酶。有助于碳水化合物、脂肪、蛋白、纤维素的消化,具有促进肠内气体排泄、胆汁分泌的功能。其中熊去氧胆酸可以抑制胆固醇的吸收,具有利胆及促进胰液分泌的作用。

问题解答 综合上述背景知识,我们可以告诉患者,进食后复方制剂中的相关酶便会发生作用,因此应餐后服用,每次1~2粒,每日3次。

------------------------ 资料来源 ------------------------

[1] 陈新谦,金有豫,汤光,等. 新编药物学[M]. 第17版. 北京:人民卫生出版社,2010:486

咨询问题33 罗先生问多潘立酮和莫沙必利有什么区别?哪种药物疗效更好?

知识类型 药理作用

知识链接 多潘立酮是一种人工合成的苯丙咪唑类药物衍生物,其直接作用于胃肠壁,可增加胃肠道的蠕动和张力,促进胃排空,增加胃窦和十二指肠运动,协调幽门的收缩,同时也能增强食管的蠕动和食管下端括约肌的张力,抑制恶心、呕吐。本品主要用于消化不良、腹胀、嗳气、恶心、呕吐和腹部胀痛者,作为一种促胃动力药,可使胃与十二指肠蠕动协调,改善功能性消化不良(FD)症状[1,2]。多潘立酮不会影响胃液的分泌且对脑内的多巴胺受体无拮抗作用。因此,本品无锥体外系等精神和神经系统不良反应。此外,多潘立酮的促胃动力作用仅限于胃,故其对反流性食管病及其他动力障碍病疗效不佳。多潘立酮的常见不良反应包括轻度腹部痉挛、口干、皮疹、头痛、腹泻、神经过敏等,有时可能导致血清泌乳素水平升高、男子乳房女性化等,停药后即可恢复正常[2]。

莫沙必利为选择性5-羟色胺4(5-HT$_4$)受体激动剂,通过兴奋胃肠道胆碱能中间神经元及肌间神经丛的5-HT$_4$受体,促进乙酰胆碱的释放,从而增强上消化道(胃和小肠)运动。研究显示[3-5],本品具有促进胃及十二指肠运动,加快胃排空的作用。莫沙必利不仅在治疗FD方面表现出较好的疗效,治疗反流性食管炎的疗效与奥美拉唑相似,与铝碳酸镁联合使用对胆汁反流性胃炎也有较好疗效。本品能够选择性地作用于整个消化道,对小肠和结肠运动的影响相对较小。莫沙必利能阻断多巴胺受体,作用于延髓催吐化学感受区,从而产生镇吐作用。糖尿病患者在饮食疗法、服用降血糖药或胰岛素降血糖的基础上,对糖尿病性胃轻瘫具有较好的疗效。除此之外,本品还对便秘有一定疗效。在使用莫沙必利的过程中,常见的不良反应包括腹泻、腹痛、口干、皮疹及倦怠、头晕等。

2015年加拿大发布的关于多潘立酮的重要安全信息中指出[6],多潘立酮会小幅增加严重室性心律失常或心源性猝死的风险。多潘立酮在加拿大的销售历史已有30年,在此期间,加拿大卫生部收到了19例与多潘立酮相关的严重心脏事件的报告。通过对流行病学研究和近期上市后安全数据的审查表明,严重室性心律失常或心源性猝死风险的增加与多潘立酮的使用有关。对于60岁以上的老年人,每日使用剂量不应超过30mg;存在Q-T间期延长危险因素者,包括合并使用可延长Q-T间期的药物或CYP3A4抑制剂,应注意严重室性心律失常或心源性猝死的风险。在使用多潘立酮治疗前以及治疗过程中,医疗专业人员应考虑对有

Q-T间期延长及心律失常风险的患者进行心脏检查,包括心电图检查。如果患者在服用多潘立酮的过程中出现心率或心律异常的体征或症状,应建议其停止服用多潘立酮,并立即就医。2014年欧洲药品管理局(EMA)药品警戒风险评估委员会(PRAC)也发布了有关建议限制使用多潘立酮的警告[7],建议在全欧盟(EU)范围内变更其使用适应证,主要包括限制这些药物仅用于缓解恶心和呕吐症状、在儿童使用中限制剂量并根据体重谨慎调整剂量,减少使用剂量和缩短疗程被认为是其风险最小化的关键措施。该委员会的建议主要来自于对多潘立酮的有效性和安全性的所有可获得证据的评估,这些评估包括已发表的研究和综述、实验数据、不良反应报告、上市后研究以及其他外部信息和评论。目前已经确认多潘立酮对心脏可造成轻度升高的潜在危及生命的风险,该风险尤见于年龄超过60岁、每日服用剂量超过30mg、服用对心脏具有相似作用或会降低多潘立酮体内分解的其他药物的患者。PRAC认为减少推荐剂量和降低使用疗程是多潘立酮风险最小化的关键措施。

2010年《功能性消化不良的中西医结合诊疗共识意见》中指出[8],可以使用多潘立酮(10~20mg/次,3~4次/天)、莫沙必利(5~10mg/次,

3次/天）来促胃肠动力,用于消化不良餐后不适综合征。

2011年《慢性胃炎中西医结合诊疗共识意见》中指出[9],对于以上腹饱胀、早饱、嗳气、呕吐等症状为主者,可使用多潘立酮、莫沙必利等进行促动力治疗。

多项研究显示,莫沙必利在FD的治疗中较多潘立酮的疗效更为显著,可更好地改善患者的临床症状;在不良反应方面,莫沙必利的不良反应相对较少;在显效方面,莫沙必利的显效时间较多潘立酮长,复发率低于多潘立酮。

问题解答 综合上述背景知识,我们可以告诉患者,多潘立酮和莫沙必利均为促胃肠动力药,两者主要用于功能性消化不良引起的腹痛、腹胀、早饱、嗳气、畏食、胃灼热感、反酸、恶心和呕吐等症状的治疗。多潘立酮可应用于儿童;莫沙必利对儿童用药的安全性尚不明确,故不推荐用于儿童。两者均可用于老年患者,长期用药的安全性莫沙必利高于多潘立酮,故推荐须长期治疗功能性消化不良的老年患者宜选用莫沙必利,短期应用缓解症状也可选用多潘立酮,但每日服用剂量不要超过30mg。莫沙必利也可用于胃食管反流性疾病、糖尿病性胃轻瘫及部分胃切除患者的胃功能障碍。

·········· 资料来源 ··········

[1] 赵建平. 多潘立酮的临床应用及注意事项[J]. 中国实用医药,2014,(3): 148-149.

[2] 上海多潘立酮多中心临床研究协作组. 多潘立酮片治疗功能性消化不良的临床研究[J]. 中华消化杂志,2003,23(4): 220-222.

[3] 黄敏锐. 莫沙必利与多潘立酮治疗功能性消化不良的临床疗效对比分析[J]. 中国现代药物应用,2015,9(15): 132-133.

[4] 黄小娟. 莫沙必利与多潘立酮治疗功能性消化不良的临床疗效比较[J]. 医学伦理与实践,2015,28(10): 1325-1326.

[5] 李勇,李凤铃,彭英峰. 莫沙必利与多潘立酮对功能性消化不良的疗效分析[J]. 中国实用医药,2015,10(10): 23-24.

[6] 国家不良反应监测中心. 药物警戒快讯(2015年第2期)-加拿大发布关于多潘立酮的重要安全性信息[J/OL]. http: //www.sda.gov.cn/WS01/CL0389/117881.html http://www.cdr.gov.cn/jjkx_258/ywjjkx/2015/201502/t20150227_7996.html.

[7] 国家不良反应监测中心. 药物警戒快讯(2014年第6期)—欧盟建议限制使用多潘立酮[J/OL]. http: //www.sda.gov.cn/WS01/CL0389/102617.html http://www.cdr.gov.cn/jjkx_258/

ywjjkx/2014/201406/t20140617_7627.html.

[8] 中国中西医结合学会消化系统疾病专业委员会. 功能性消化不良的中西医结合诊疗共识意见（2010）[J]. 中国中西医结合杂志,2011, 11（31）：1545-1549.

[9] 中国中西医结合学会消化系统疾病专业委员会. 慢性胃炎中西医结合诊疗共识意见（2011年天津）[J]. 中国中西医结合杂志,2012, 32（6）：738-742.

咨询问题34 朱先生看到复方消化酶（达吉）胶囊说明书上写着把外壳打开吃效果更好,想知道不打开吃会不会效果不好?

知识类型 用药方法+疗效

知识链接 复方消化酶胶囊是一种复方制剂,其主要成分包括胃蛋白酶、木瓜酶、淀粉酶、熊去氧胆酸、纤维素酶、胰酶及胰脂酶等成分。其中胃蛋白酶能使蛋白质分解成胨和多肽；木瓜酶可水解动植物蛋白,提高蛋白利用率；淀粉酶能直接使淀粉分解为易于吸收的糊精与麦芽糖；熊去氧胆酸能增加胆汁分泌,提高酶活性,促进食物中的脂肪乳化；纤维素酶能降解植物细胞壁,促进营养物质的消化吸收,并能激活胃蛋白酶；胰酶及胰脂酶能将脂肪降解为甘油和脂肪酸、将蛋白质分解为蛋白胨、将淀粉分解为糊精和糖,从而促进食物消化,去除肠内气体、消除腹部胀满[1]。

本品是一种复方消化酶定位释放胶囊制剂[2],包含3种在不同部位释放的微型片,即胃上部释放片Ⅰ、胃窦释放片Ⅱ和肠内释放片Ⅲ。消化道不同部位所需要的消化酶有所不同,如胃上部通过胃蛋白酶对蛋白质进行分解;胃窦部位通过木瓜酶、熊去氧胆酸对动植物蛋白、脂肪进行分解;肠内通过纤维素酶对纤维素进行分解等。本品制备时分别先将各片中所含的主药与辅料压制成3种不同的片,在各自的片上包上在不同pH条件下释放的薄膜包衣,以达到不同部位释放的目的。使其具有更好的定位释放效果,更全面、更高的酶活力。

故服用复方消化酶胶囊时,既可不打开胶囊直接吞服,也可打开胶囊服用,但不可将药片嚼碎。胶囊主要起到保护药片的作用,将胶囊打开可以加快其中的药物与胃内容物的接触,但不会增加药物疗效。但若将药片嚼碎,会破坏药片的定位释放结构,大大降低药效。

问题解答 综合上述背景知识,我们可以告诉患者,复方消化酶胶囊中含有多种消化酶,胶囊内的微型片会在消化道的不同部位释放多种消化酶,连着外壳一起吃并不会影响本品的疗效,但一定不要将药片嚼碎服用,否则会使消化酶提前释放出来,对口腔和食管造成刺激和损伤;并且消化酶都是蛋白质成分,在胃中会被变性和分解,无法到达肠道发挥作用。

------------------------------ 资料来源 ------------------------------

[1] 复方消化酶胶囊药品说明书;生产企业:韩林制药株式会社;商品名:达吉;修改日期:2009年10月09日,2011年07月14日.

[2] 张明,张树祥.复方消化酶定位释放胶囊[P].中国专利.北京星昊医药股份有限公司,CN101269217. 2008-09-24.

五、其他药物

咨询问题35 李女士的女儿诊断为蛔虫病,想知道如何使用阿苯达唑?

知识类型 用法用量

知识链接 阿苯达唑是苯并咪唑氨甲酸酯类抗蠕虫药[1]。本品系苯并咪唑类衍生物,对多种线虫有高效,对绦虫和华支睾吸虫亦有效。该药与甲苯咪唑的作用机制相似,其在体内迅速代谢为亚砜、砜醇和2-胺砜醇。对肠道线虫选择性及不可逆性地抑制寄生虫肠壁细胞胞质微管系统的聚合,阻断其对葡萄糖等营养物质的摄取,导致虫体的内源性糖原耗竭,并抑制延胡索酸还原酶系统,阻止三磷酸腺苷的产生,致使虫体无法繁殖。动物实验发现本品可致畸,但无致突变性和致癌性。

6岁的儿童腹痛是很常见的症状,通常首先要排除肠道寄生虫感染,有的儿科医师建议3~12岁的儿童需要每年口服1次阿苯达唑进行驱虫治疗。

儿童可口服阿苯达唑治疗单一或混合肠道线虫感染以及绦虫感染[2]。2岁以上顿服400mg,2岁以下的患儿不宜服用,但如病情需要,12个月~2岁的儿童可顿服200mg。有些患者特别是小儿,药片完整吞服可能有困难,可以将药片压碎或咀嚼,并用少量水服用[3]。建议餐后服用本品,以避免药物对胃肠道的刺激作用。对于其他少见的寄生虫感染如牛肉绦虫、囊虫、包虫、吸虫等,服药剂量则应根据体重调整,用药时间相对要长,3天~1个月时间不等。由于阿苯达唑不易溶于油,进食油腻食物也不会增加药物在肠道内的吸收和毒性作用,因此不必忌油。

本品常见的不良反应包括恶心、呕吐、腹泻、胃痛、口干、乏力、发热、皮疹、头晕或头痛,停药后可自行消失;过敏体质、对本品有过敏史和家族过敏史者禁用本品;若服用过量或出现严重不良反应,应立即就医;儿童必须在成人监护下使用,并将本品放在儿童不能接触的地方。

问题解答 综合上述背景知识,我们可以告诉患儿家长,单纯轻度的蛔虫感染,餐后口服2片(400mg),仅服1次。若儿童对整片药片吞服困难,可以将药片压碎或咀嚼,并用少量水服用。服药过程中不必忌食油类食物。药品必须在成人监护下使用,并将本品放在儿童不能接触的地方。2岁以下的患儿应用本药物有一定的风险,故不宜服用。如病情需要,12个月~2岁的儿童须在专科医师指导下服用。

---------------------- **资料来源** ----------------------

[1] S. C. 斯威曼. 马丁代尔药物大典[M].
第37版. 李大魁,金有豫,汤光等译. 北京:化学
工业出版社,2014:132-133.

[2] 汪复. 实用抗感染治疗学[M]. 第2版.
北京:人民卫生出版社,2012:584-585.

[3] 尤世龙. 广谱驱虫药:阿苯达唑片[J].
大家健康,2014,(4):53.

咨询问题36 雷先生患有肠易激综合
征,大夫为他开了匹维溴铵,他想问问匹维溴
铵的作用机制,如何正确服用?

知识类型 适应证+用法用量

知识链接 匹维溴铵是一种钙拮抗剂,
通过抑制钙离子流入肠道平滑肌细胞发挥解
痉作用。动物实验中观察到匹维溴铵可以直接
或间接地减低致敏性传入的刺激作用。本品没
有抗胆碱能作用,也没有对心血管系统的副作
用。主要用于对症治疗与肠道功能紊乱有关的
疼痛、排便异常和胃肠不适;与胆道功能紊乱
有关的疼痛;以及钡灌肠的准备药物。

2003年中国《肠易激综合征诊治共识意
见》中[1],推荐使用匹维溴铵对症治疗肠易激综

合征(IBS)的痉挛症状。

成人的常用推荐剂量为3~4片/天,少数情况下如有必要可增至6片/天。为钡灌肠做准备时,应于检查前3天开始用药,剂量为4片/天。切勿咀嚼或掰碎药片,宜在进餐时用水吞服,以减少药品对食管和胃的刺激作用。不要在卧位时或临睡前服用。多项研究显示[2-4],匹维溴铵通过选择性地阻滞胃肠道平滑肌电压依赖性通道,从而阻滞钙离子流入平滑肌细胞,产生抗痉挛作用,以达到恢复胃肠道动力的效果。能够缓解IBS症状,其对腹胀亦有一定疗效,且能缓解直肠肛门症状。

极少数人在服用本品后观察到轻微的胃肠不适或皮疹样过敏。对于孕妇和哺乳期患者,不建议使用本品;不推荐儿童使用本品。

问题解答 综合上述背景知识,我们可以告诉咨询者,匹维溴铵主要用于对症治疗与肠道功能紊乱有关的疼痛、排便异常和胃肠不适;与胆道功能紊乱有关的疼痛;以及钡灌肠的准备药物。成人的常用推荐剂量为3~4片/天,少数情况下如有必要可增至6片/天。为钡灌肠做准备时,应于检查前3天开始用药,剂量为4片/天。切勿咀嚼或掰碎药片,宜在进餐时用水吞服,以减少药品对食管和胃的刺激作用。不要在卧位时或临睡前服用。

-------------------------- 资料来源 --------------------------

[1] 中华医学会消化病学分会. 肠易激综合征诊治的共识意见[J]. 中国内科杂志,2003,42(9):669.

[2] 赵永玲. 匹维溴铵治疗肠易激综合征疗效观察[J]. 中国现代药物应用,2007,1(4):46.

[3] 邱国兰. 匹维溴铵在肠易激综合征患者中的应用效果分析[J]. 中国医药指南,2012,10(31):124-125.

[4] 陈刚,徐立,张友章. 肠易激综合征三种不同治疗方法效果比较研究[J]. 2013,41(5):459-461.

咨询问题37 余大爷最近消化不良,他想知道医生开的复方阿嗪米特都适用于哪些疾病,如何正确服用?

知识类型 适应证+用法用量

知识链接 复方阿嗪米特中的成分包括阿嗪米特、胰酶、纤维素酶4000等。阿嗪米特为一种促进胆汁分泌的药物,其可以增加胆汁的液体量、增加胆汁中固体成分的分泌。胰酶内含淀粉酶、蛋白酶和脂肪酶,可以用于改善碳水化合物、脂肪、蛋白质的消化与吸收,恢复机体的正常消化功能。纤维素酶4000具有解聚和溶解或切断细胞壁作用,使植物营养物质变为可利用的细胞能量;它还具有改善胀气和肠道中的菌群紊乱而引起的酶失调作用。

2014年《中国慢性胆囊炎、胆囊结石内科诊疗共识意见》中指出[1],阿嗪米特可促进胆汁合成和分泌,同时提高胰酶的活性,促进吸收碳水化合物、脂肪和蛋白质。临床可供应用的复方阿嗪米特肠溶片,其成分中的胰酶、纤维素酶具有促进消化的作用,而二甲硅油可促进胃内气体排出、改善腹胀等不适症状。因此,复方阿嗪米特肠溶片在利胆的同时还有助于改善消化不良等症状。

2012年《中国慢性胃炎共识意见》中指出[2],在排除了胃排空迟缓引起的饱胀、胃出口梗阻、胃黏膜屏障减弱或胃酸过多导致的胃黏膜损伤(如合并有消化性溃疡和较重糜烂者)的情况下,可针对进食相关的腹胀、纳差等消化不良症状而应用消化酶制剂(如复方阿嗪米特、米曲菌胰酶、各种胰酶制剂等)缓解相应症状。

多项研究显示[3,4],复方阿嗪米特可有效改善慢性胆囊炎、胆结石等造成的功能性消化不良症状,缓解患者胃部饱胀、上腹疼痛、胃部烧灼、嗳气、恶心等症状,且无明显的不良反应。

本品适用于胆汁分泌不足或消化酶缺乏引起的症状。成人一日3次餐后服用,每次1~2片。本品禁用于肝功能障碍、因胆石症引起的胆绞痛、胆管阻塞及急性肝炎患者[5]。

问题解答 综合上述背景知识,我们可以告诉患者,复方阿嗪米特适用于胆汁分泌不足或消化酶缺乏引起的症状,如腹痛、嗳气、饱胀、腹胀、恶心等。也可用于慢性胆囊炎或胆囊炎切除后引起的消化不良症状。有肝功能障碍、因胆石症引起的胆绞痛、胆道阻塞、急性肝炎等禁用本品。成人一日3次,餐后服用,每次1~2片。

·········· 资料来源 ··········

[1] 中华消化杂志编辑委员会. 中国慢性胆囊炎、胆囊结石内科诊疗共识意见(2014年,上海)[J]. 临床肝胆病杂志,2015,31(1): 7-11.

[2] 中华医学会消化病学分会. 中国慢性胃炎共识意见(2012年,上海)[J]. 中国医学前沿杂志,2013,5(7): 44-55.

[3] 熊仕兴. 复方阿嗪米特治疗功能性消化不良的临床观察[J]. 深圳中西医结合杂志,2015,25(18): 111-113.

[4] 黄志红. 复方阿嗪米特用于慢性胆囊炎与胆结石患者的疗效评价[J]. 抗感染药学,2015,12(4): 627-628.

[5] 中国国家处方集编委会. 中国国家处方集[M]. 北京: 人民军医出版社,2010:159.

咨询问题38 张先生患有慢性胃炎,这次大夫给他开了瑞巴派特,他询问此药是属于哪一类的?

知识类型 药理作用+适应证

知识链接 瑞巴派特为胃黏膜保护药,具有保护胃黏膜及促进溃疡愈合的作用,可增加胃黏膜血流量、前列腺素E_2的合成和胃黏液分泌。具体为:①清除羟基自由基,通过降低脂质过氧化等作用保护自由基所致的胃黏膜损伤;②抑制炎性细胞浸润;③抑制幽门螺杆菌。主要用于胃溃疡;急性胃炎、慢性胃炎的急性加重期胃黏膜病变(糜烂、出血、充血、水肿)的改善[1]。

问题解答 综合上述背景知识,我们可以告诉患者,瑞巴派特为胃黏膜保护药,是治疗胃溃疡和改善急性胃炎、慢性胃炎的急性加重期胃黏膜病变(糜烂、出血、充血、水肿)的药物。

-------------------- 资料来源 --------------------

[1] 国家药典委员会. 临床用药须知:化学药和生物制品卷[M]. 北京:中国医药科技出版社,2011:353.

咨询问题39 程先生因腹痛来医院就诊,医生为他开了马来酸曲美布汀片,他想知道此药治疗疾病的原理,常见有什么不良反应?

知识类型 药理作用+适应证+不良反应

知识链接 马来酸曲美布汀为胃肠解痉药,对胃肠道平滑肌具有较强的松弛作用,能缓解各种原因引起的痉挛。本药能直接作用于消化道平滑肌,调节改善胃肠运动节律异常状态,调整胃运动节律,改善胃排空功能。主要用于慢性胃炎引起的胃肠道症状(如腹胀、腹痛、嗳气、食欲缺乏、恶心、呕吐、腹泻、便秘等),以及肠易激综合征。马来酸曲美布汀偶可引起便秘、腹泻、肠鸣、口渴、口内麻木、困倦、眩晕、头痛和心动过速等,也可能导致氨基转移酶升高[1]。

问题解答 综合上述背景知识,我们可以告诉患者,马来酸曲美布汀为胃肠解痉药,主要用于慢性胃炎引起的胃肠道症状(如腹胀、腹痛、嗳气、食欲缺乏、恶心、呕吐、腹泻、便秘等),以及肠易激综合征。马来酸曲美布汀偶可引起便秘、腹泻、肠鸣、口渴、口内麻木、困倦、眩晕、头痛和心动过速等,也可能导致氨基转移酶升高。

-------------------------------- 资料来源 --------------------------------

[1] 国家药典委员会. 临床用药须知:化学药和生物制品卷[M]. 北京:中国医药科技出版社,2011:385.

咨询问题40 唐女士患有炎性肠病,问美沙拉嗪与柳氮磺吡啶能否同服?

知识类型 药物成分

知识链接 美沙拉嗪与柳氮磺吡啶均为炎性肠病用药。柳氮磺吡啶是由磺胺吡啶通过一个偶氮键与5-氨基水杨酸(5-ASA)相连构成,磺胺吡啶作为载体与5-ASA结合后可避免5-ASA在上消化道吸收,使其在下消化道细菌的作用下裂解偶氮键,释放出5-ASA作用于结肠,磺胺吡啶吸收后可能引起不良反应,但无任何治疗作用。为了减少5-ASA的吸收,最大限度地将ASA运送至肠道远端而采取的措施包括加入pH依赖性物质延缓药物分解,成为可被肠道细菌活化的5-ASA载体,其中包括美沙拉嗪,其主要成分也是5-ASA。因此美沙拉嗪与柳氮磺吡啶不适合同时应用,属于重复用药[1,2]。

问题解答 综合上述背景知识,我们可以告诉患者,美沙拉嗪与柳氮磺吡啶的主要药物成分相同,均为5-氨基水杨酸,同时服用属于重复用药,且可能造成药物过量,因此不适合同时应用。

-------- 资料来源 --------

[1] Koda-Kimble MA, Young LY, Kradjan WA, et al. 临床药物治疗学[M]. 第8版. 王秀兰, 张淑

文主译. 北京: 中国医药科技出版社, 2007: 28.

[2] 李益农, 杨雪松. 消化系统疾病药物治疗学[M]. 北京: 清华大学出版社, 2008: 172-173.

咨询问题41 王女士胆囊结石取石术后服用熊去氧胆酸, 她想知道如何正确服用?

知识类型 用法用量

知识链接 熊去氧胆酸是亲水性二羟基胆酸, 最早从中国黑熊胆汁中分离出来。熊去氧胆酸是在人体中作为次级胆汁酸而少量存在, 是鹅去氧胆酸在肠道细菌作用下形成的异构体, 是目前治疗胆囊胆固醇结石和胆汁淤积性肝病及胆汁反流性胃炎的主要药物[1]。

对于胆囊胆固醇结石和胆汁淤积性肝病: 按时用少量水送服, 按体重每日剂量为10mg/kg用药, 详见表3。

表3 熊去氧胆酸治疗胆囊胆固醇结石和胆汁淤积性肝病参考剂量

体重	每日剂量	服药时间			
		胆结石	胆汁淤积性肝病		
		晚	早	中	晚
60kg	2粒	2	1	–	1
80kg	3粒	3	1	1	1
100kg	4粒	4	1	1	2

对于胆汁反流性胃炎: 晚上睡前用水吞服, 必须定期服用, 一次1粒(250mg), 一日1次[2]。

问题解答 综合上述背景知识, 告知患者熊去氧胆酸目前治疗胆囊胆固醇结石和胆汁淤积性肝病的主要药物,应按时用少量水送服,按体重每日剂量为10mg/kg用药。

------ 资料来源 ------

[1] 李益农,杨雪松. 消化系统疾病药物治疗学[M]. 北京: 清华大学出版社,2008:337.

[2] 熊去氧胆酸胶囊说明书; 生产企业: Dr. Falk Pharma GmbH; 商品名: 优思弗; 修订日期: 2010年07月05日.

咨询问题42 李先生有溃疡性结肠炎, 需要使用柳氮磺吡啶栓,但他有磺胺类药物过敏史,想知道能否用柳氮磺吡啶栓?

知识类型 不良反应

知识链接 柳氮磺吡啶是由磺胺吡啶通过一个偶氮键与5-氨基水杨酸(5-ASA)相连构成,为口服不易吸收的磺胺类抗菌药,其在下消化道细菌的作用下裂解偶氮键,释放出5-ASA和磺胺吡啶。其禁用于对磺胺过敏的患者[1]。

问题解答 综合上述背景知识, 我们可以告诉患者,柳氮吡啶栓在下消化道细菌的作用下分解为5-氨基水杨酸和磺胺吡啶,其中磺胺吡啶为载体,保证5-氨基水杨酸在上消化道不被吸收而在结肠发挥作用。因此,磺胺过敏的患者不能用柳氮磺吡啶栓,有过敏风险。

-------------------------- 资料来源 --------------------------

[1] 国家药典委员会. 临床用药须知:化学药和生物制品卷[M]. 北京:中国医药科技出版社,2011:403.